Олександр Герасимович

MonkeyPox (МРОХ): як попередити та лікувати

Автор, видавець і всі ті, хто сприяв різним чином у публікації цієї роботи, не можуть гарантувати, що інформація, що міститься в ній, є точною або повною в усіх її частинах; крім того, вони не можуть нести відповідальності за будь-які помилки чи упущення або за результати, отримані в результаті використання такої інформації. Тому читачі повинні перевіряти інформацію з інших джерел. Зокрема, вони повинні перевірити конкретну інформацію, що супроводжує фармацевтичний продукт, який вони мають намір використовувати, щоб переконатися, що не відбулося жодних змін у рекомендованих дозах або в протипоказаннях до його використання; ця перевірка особливо важлива у випадку нещодавно розроблених або рідко використовуваних ліків.

Copyright information. © Олександр Герасимович, 2024.

Абревіатури

ВООЗ - Всесвітня організація охорони здоров'я

ГРІ - гостра респіраторна інфекція

ДРК - Демократична Республіка Конго

CDC - Centers for Disease Control and Prevention

COVID-19 - Coronavirus disease 2019

EIS - Служба епідемічної розвідки

FDA - U.S. Food and Drug Administration

IRF - Integrated Research Facility

MPOX - Monkey Pox Virus, вірус віспи мавп

MPXV - Monkey Pox Virus

NIAID - National Institute of Allergy and Infectious Diseases

PHIL - Public Health Image Library

VARV - variola virus

Зміст

Про автора	5
Передмова	7
I. Епідеміологія	8
II. Етіологія	13
III. Штами	21
IV. Походження вірусу	21
V. Механізми передачі	23
VI. Патогенез	24
VII. Патологічна анатомія	28
VIII. Клініка	31
Ознаки та симптоми	31
Фактори ризику	38
Схильність до захворювання МРХ	38
IX. Діагностика	42
Епідеміологічні дані	42
Клінічні дані	44

Результати лабораторних досліджень	44
Інструментальна діагностика	44
Диференційна діагностика	45
X. Ускладнення	46
XI. Лікування	48
XII. Прогноз	50
XIII. Профілактика	53
Що робити з тваринами	57
Вакцинація	58
XIV. Післямова	62
Бібліографія	65

Про автора

Лікар внутрішньої медицини, у 2016 році закінчив Дніпровську державну медичну академію, де у 2018 році пройшов спеціалізацію з Внутрішньої медицини. У 2012-2013 роках проходив стажування в Італії, на кафедрах ортопедії та внутрішньої медицини у Фабріано, провінція Анкона.

У липні 2021 року успішно підтверджує український медичний диплом в університеті Перуджі, Італія.

З 2022 року працює лікарем в Італії. З 2023 року розпочав інтернатуру в Італії за спеціальністю Сімейний лікар.

Автор та співавтор багатьох книг з медицини. У 2020 році отримав сертифікати ВООЗ «Клінічне ведення ГРІ», «Профілактика та контроль нової коронавірусної інфекції (COVID-19)». У листопаді 2020 року брав участь у семінарі з COVID-19 за участю мікробіологів, інфекціоніста, епідеміолога, лікарів внутрішніх хвороб, анестезіолога тощо. У листопаді-грудні 2020 року виконував волонтерську роботу в Департаменті гігієни та профілактики муніципалітету Перуджа під час пандемії COVID-19 в регіоні Умбрія (проєкт «Contact tracing COVID-19»). У травні 2021 року брав участь у семінарі «Use of COVID-19 Vaccines: Explaining Rare Thrombosis with the AstraZeneca Vaccine» в Італії. Брав участь у понад 30 конференціях, серед яких XXIV Український з'їзд кардіохірургів, VI наукова сесія ДУ «Інститут гастроентерології», Всеукраїнський симпозіум «Pain control».

Інші книги автора:

Коронавірус та артеріальна гіпертензія, 2024 (amazon.de/dp/B0DGF5K39S)

Профілактика коронавірусної інфекції, 2024 (amazon.de/dp/B0DGQX5QRQ)

Вакцини: міфи і правда, 2024 (amazon.de/dp/B0DG8YGRZ1)

Лікування бородавок вдома, 2024 (amazon.de/dp/B0DGCH7B6R)

Коронавірус і вагітність: тимчасові рекомендації, 2020 (співавт.)

Країна-38UA або Українська аномалія, 2020 (співавт.)

COVID-19 dalla A alla Z, 2023 (поки що доступна італійською та англійською мовами).

Що кажуть експерти про мою книгу «COVID-19 dalla A alla Z»:

«*Мене вразив «розмах» роботи, це справді чудовий збірник*» Roberto Burioni, Професор вірусології та мікробіології, Університет Vita-Salute San Raffaele, Мілан.

«*Мені здається, що це повний і добре задокументований текст із великою бібліографією. Я буду рекомендувати його студентам*» Професор Fabrizio Pregliasco, Медичний директор лікарні IRCCS Galeazzi - Sant'Ambrogio, професор загальної та прикладної гігієни у секції вірусології Департаменту біомедичних наук для охорони здоров'я Міланського університету.

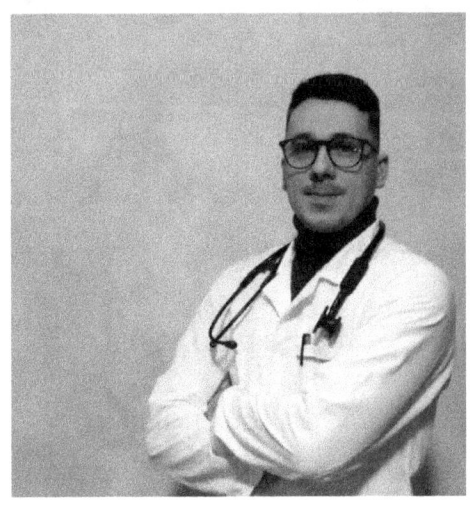

Передмова

Навіщо турбуватися про хворобу під назвою «Monkey Pox», або ж «Мавпяча віспа»? Тому що вірус, який його викликає (вірус віспи мавп), має багато характеристик нашого старого знайомого, вірусу віспи (VARV). Віспа проявляється в 2 варіантах:

- Variola minor (смертність 1,2%);

- Variola major (смертність 30%-40%).

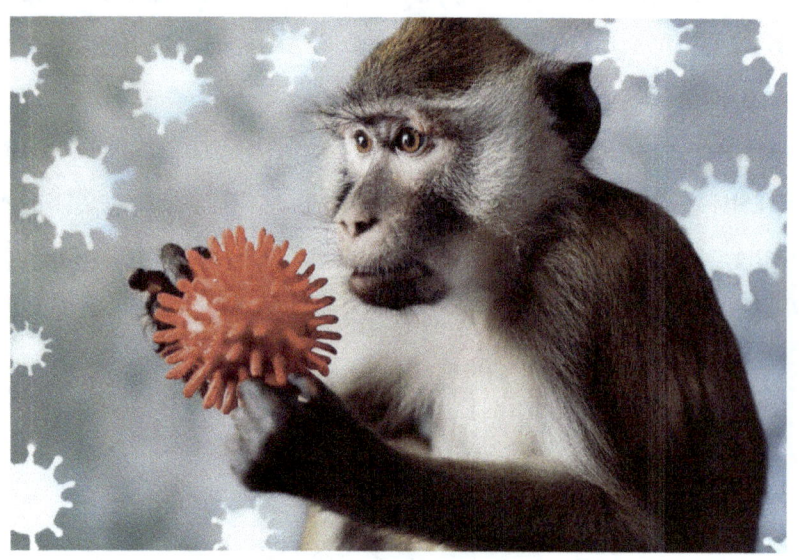

I. Епідеміологія

Між 1980 і 1985 роками в Заїрі було зареєстровано 282 випадки на момент первинної ідентифікації у людей. Їхній вік коливався від 1 місяця до 69 років, і 90% були молодше 15 років. Не повідомлялося про смертність серед вакцинованих пацієнтів, у той час як середня смертність у невакцинованих випадках становила 11%, з вищими показниками у дітей (15%). [5]

Останні випадки:

- 2003: невелика епідемія в США, пов'язана з незаконною торгівлею африканськими тваринами (< 30 випадків);

- 2018: 1 випадок у британських медичних працівників, 1 випадок у мандрівника із Сінгапуру;

- 2019: 1 випадок у британського мандрівника, 1 випадок в ізраїльського мандрівника;

- 2021: 1 випадок серед британських мандрівників + 2 вторинні випадки, заражені в Англії; 1 випадок у мандрівника США;

- 2022: 1 випадок у жителя США без історії подорожей.

Епідеміологічна ситуація на 23 травня 2022 (ECDC)

• Відколи хворобу вперше виявили 7 травня 2022 року у Сполученому Королівстві, загалом у

Сполученому Королівстві було підтверджено дев'ять випадків. Вісім із дев'яти випадків не мають історії подорожей і не мають відношення до випадку, пов'язаного з подорожами, підтвердженого 7 травня.

- З 18 травня було підтверджено ще 26 випадків у Бельгії (2), Франції (1), Італії (1), Португалії (14), Іспанії (7) та Швеції (1).

- Португалія повідомила про ще 20 підозрілих випадків, а Іспанія повідомила про ще 23 підозрювані випадки, які очікують лабораторного підтвердження.

Всесвітній спалах, який розпочався в травні 2022 року і на сьогоднішній день вразив понад 26 000 людей, був оголошений ВООЗ 23 липня 2022 року надзвичайною ситуацією в галузі охорони здоров'я, що викликає міжнародне занепокоєння.1 Спалах віспи мавп ВООЗ у 2022 році: глобальні тенденції.[6]

Станом на 23 травня 2022 року було зареєстровано 67 підтверджених випадків у дев'яти державах-членах ЄС/ЄЕЗ, і щонайменше 42 додаткові підозрювані випадки перебували на стадії розслідування.

На той момент перші дослідження поодиноких випадків припускали походження від загального предка, що належить до західноафриканського варіанту (менш важкого).[7]

Епідеміологічна ситуація у 2024 році [8] *

Станом на 14:00 5 липня 2024 року загалом було виявлено 27 529 випадків віспи mpox (попередня назва мавпяча віспа) у 46 країнах і регіонах по всьому Європейському регіону. З моменту останнього звіту, за останні три місяці, було зареєстровано 349 випадків з 18 країн і регіонів. За останні 4 тижні було виявлено 100 випадків mpox в 10 країнах і областях.

До ECDC та Європейського регіонального бюро ВООЗ через Європейську систему епіднагляду (TESSy) до 5 липня 2024 року, 10:00, надіслано дані про випадки 27 424 випадків із 42 країн і регіонів.

З 27 424 випадків, зареєстрованих у TESSy, 27 239 були лабораторно підтверджені. Крім того, там, де було доступне секвенування, було підтверджено, що 500 належать до Clade II, раніше відомого як західноафриканський. Жодних випадків Clade I в регіоні не зареєстровано.

* This translation was not created by the European Centre for Disease Prevention and Control (ECDC) or by the World Health Organization (WHO). ECDC and WHO are not responsible for the content or accuracy of this translation. The original English edition shall be the binding and authentic edition.

14 серпня 2024 р. Генеральний директор ВООЗ д-р Тедрос Адханом Гебрейесус визначив, що спалах віспи в Демократичній Республіці Конго (ДРК) і зростаючій кількості країн Африки є надзвичайною ситуацією в галузі охорони здоров'я міжнародного значення (PHEIC) відповідно до International Health Regulations (2005). [9]

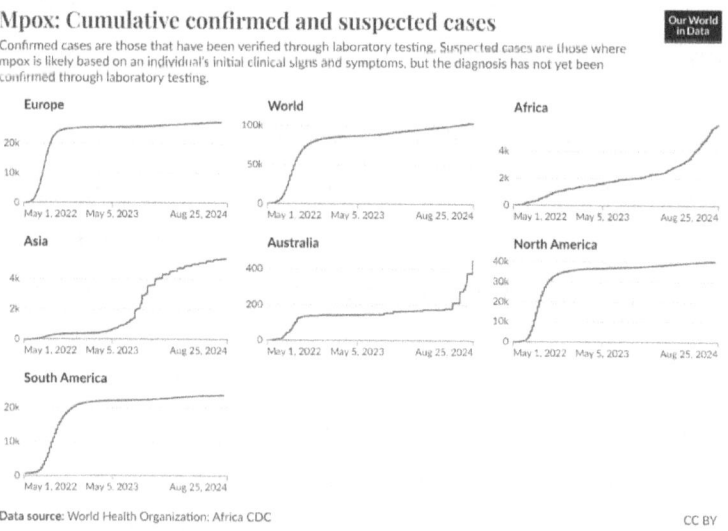

Edouard Mathieu, Fiona Spooner, Saloni Dattani, Hannah Ritchie and Max Roser (2022) - "Mpox" Published online at OurWorldInData.org. Retrieved from: 'https://ourworldindata.org/mpox' [Online Resource]

II. Етіологія

Хвороба Мавпяча віспа викликана вірусом Monkey Pox.

Таксономія Monkey Pox Virus (MPXV):

• Домен Acytota (тобто вірус)

• Група I група (ДНК віруси)

• Царство Varidnaviria

• Підцарство Bamfordviridae

• Phylyum Nucleocytoviricota

• Клас Pokkesviricetes

• Порядок Chitovirales

• Родина Poxviridae

• Підродина Chordopoxvirinae

• Рід Orthopoxvirus

• Вид Monkeypox virus.

Розміри: 400 x 230 нм (видно під оптичним мікроскопом).

Інші характеристики:

• Нетрадиційна геометрія, ані ікосаедрична, ані «спіральна» (іноді визначається як «цегляна»);

• Наявність зовнішніх пальцеподібних виступів, які називаються «гребнями» (ridges).

Для лабораторної діагностики недостатньо серологічних досліджень, необхідна ПЛР, включаючи всі поксвіруси людини.

Внутрішня структура також напрочуд складна. Схематично можна виділити:

- Зовнішня ліпопротеїнова мембрана (envelope);

- Білкове ядро (core);

- Існують також дві зовнішні структури або "бічні тіла", що виконують невідомі функції.

Деякі вірусологічні аспекти [1,2,3]:

- Геном 250-300 kb
- 300 відкритих рамок зчитування (open reading frames)
- Від 53 до 56 генів вірулентності.

3 основні вірулентні білки VARV:

-OP C3L complement control protein

-COP C10L IL1b antagonist protein

-COP E3L IFN resistance protein – вони делетовані або фрагментовані у MPX.

Вірус віспи людини походить від спільного предка гризунів і верблюдів. Тому вірус натуральної віспи та вірус віспи мавп не є надто близькими родичами, які мають спільні структурний і біологічний аспекти, але це не той самий вірус. [4]

Вірус мавпячої віспи був названий так тому, що вперше він був ідентифікований у деяких макак, завезених до Сінгапуру з Бельгійського Конго (1958). [10]

Насправді MPX здатний заразити практично всіх приматів (включаючи людей), і практично всіх гризунів.

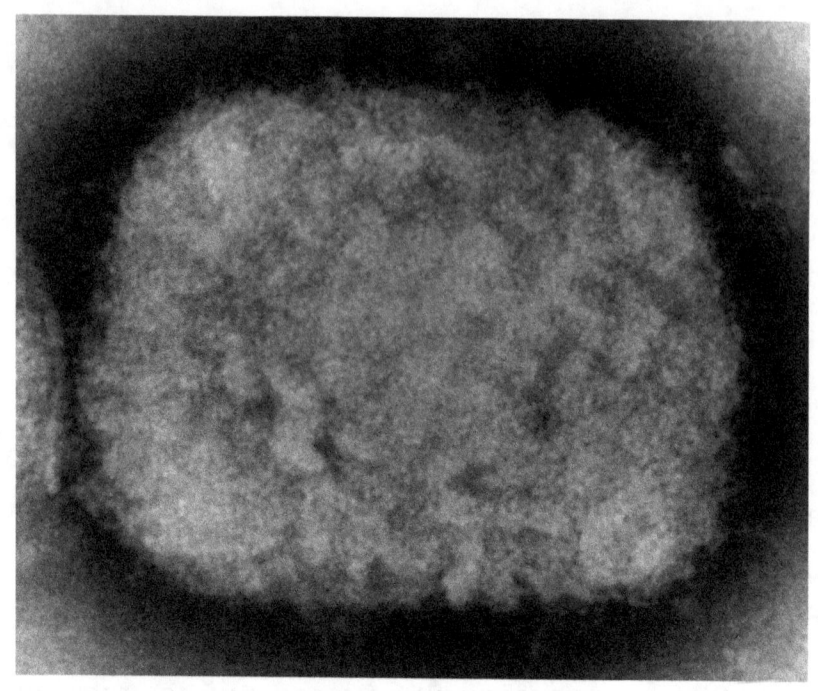

Public Health Image Library (PHIL) 22663: це електронно-мікроскопічне (ЕМ) зображення віріона mpox, отриманого із клінічного зразка, пов'язаного зі спалахом лугових собак у 2003 році. Це було зображення негативної плями, яке показувало єдину частинку у формі цегли, вкриту мутовчатими філаментами.

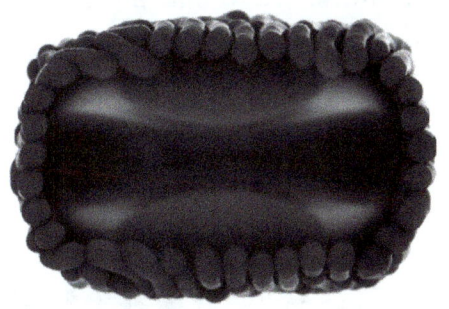

Public Health Image Library (PHIL) 26088: окремий віріон mpox чорного кольору на білому фоні, що демонструє внутрішнє ядро у формі гантелі, що містить ДНК вірусу, і бічні тіла. Вони оточені зовнішнім покриттям з поверхневих філаментів.

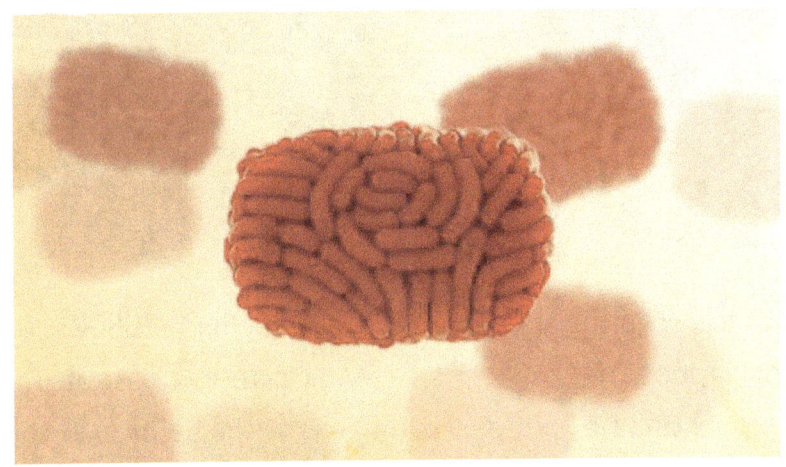

Public Health Image Library (PHIL) 26092: На цій ілюстрації зображено декілька віріонів mpox, кожен із яких має непошкоджену зовнішню оболонку, що складається з поверхневих філаментів, які іноді можна побачити у формі мутовків.

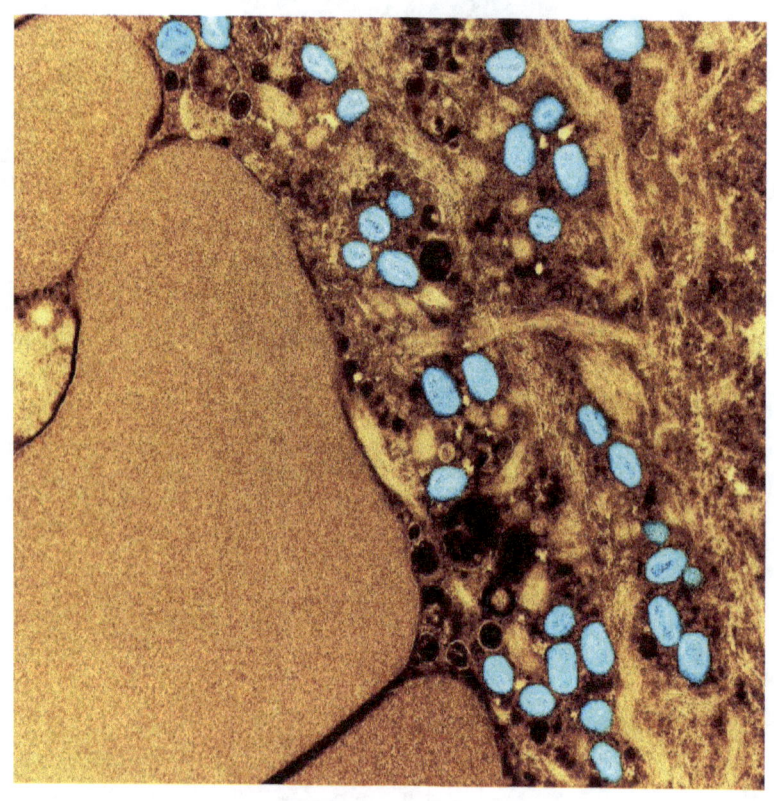

Public Health Image Library (PHIL) 26502: це розфарбоване електронно-трансмісійне мікроскопічне зображення частинок вірусу mpox (темно-коричневого кольору), які були знайдені в інфікованій клітині (коричневого кольору) після культивування в лабораторії. Зображення було зроблено та покращено кольором у Національному інституті алергії та інфекційних захворювань (NIAID), комплексному дослідницькому центрі (IRF), розташованому у Форт-Детріку, штат Меріленд.

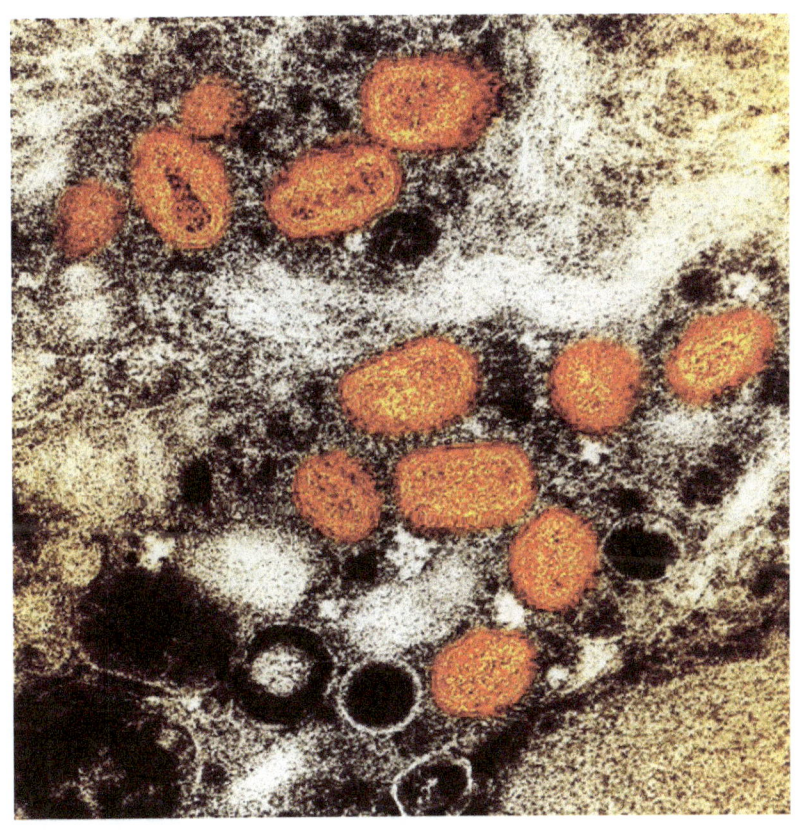

Public Health Image Library (PHIL) 26503: це кольорове трансмісійне електронно-мікроскопічне зображення частинок вірусу віспи (помаранчевий), які були знайдені в інфікованій клітині (коричневий), культивовані в лабораторії. Зображення було зроблено та покращено кольором у Національному інституті алергії та інфекційних захворювань (NIAID), комплексному дослідницькому центрі (IRF), розташованому у Форт-Детріку, штат Меріленд.

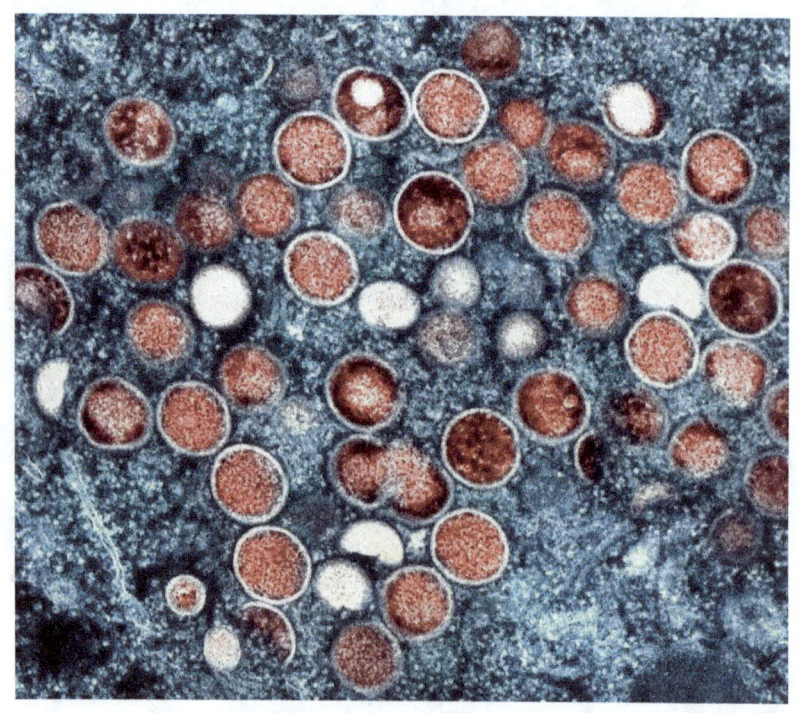

Public Health Image Library (PHIL) 26500. Це кольорове трансмісійне електронно-мікроскопічне зображення частинок вірусу віспи (червоний), знайдених в інфікованій клітині (синій), які культивувалися в лабораторії. Зображення було зроблено та покращено за кольором у Національному інституті алергії та інфекційних захворювань (National Institute of Allergy and Infectious Diseases, NIAID), комплексному дослідницькому центрі (Integrated Research Facility IRF), розташованому у Форт-Детріку, штат Меріленд.

III. Штами

Підтверджено, що МРХ генетично ділиться на два варіанти:

- Західноафриканський варіант

- Центральноафриканський варіант.

У західноафриканському варіанті спостерігається делеція деяких генів патогенності, повною мірою виражена при центральноафриканському варіанті. [11]

IV. Походження вірусу

Родина Poxviridae складається з 22 родів і 83 видів двох підродин: Chordopoxvirinae (18 родів і 52 види) і Entomopoxvarinae (4 роди і 31 вид). [12]

Рід Orthopoxvirus вражає людей і тварин, з ідентифікованими 12 представниками. Найбільш відомим представником є вірус вітряної віспи, який викликає натуральну віспу; іншими є MPXV, вірус осповакцини (вірус вакцини проти натуральної віспи), вірус віспи Abatino macacapox, вірус Ахмета, вірус верблюжої віспи, вірус коров'ячої віспи, вірус Ectromelia, вірус віспи єнота, вірус віспи скунса, вірус Taterapox і вірус Volepox. [12]

Було ідентифіковано два вірусні штами, Західноафриканський та Центральноафриканський (басейн Конго). [13] Віруси Центральної Африки більш вірулентні, ніж віруси Західної Африки. [14, 15] Під час спалаху в США в 2003 році центральноафриканська група MPX-захворювання людини була пов'язана з вищою захворюваністю, смертю, передачею від людини до людини та віруснемією.[16] Повідомляється, що центральноафриканський штам викликає більш важке захворювання і демонструє вищий рівень смертності (10%), ніж західноафриканський штам (4%). [17, 18]

Відмінності у вірулентності виникають через варіабельність організації геному, спричинену видаленими ділянками генів і фрагментацією генів у відкритих рамках зчитування. [19] Таким чином, збір зразків з різних територій, індивідів і клад є життєво важливим для визначення генетичних властивостей MPXV і підтвердження випадків і дослідницьких установ. [20]

V. Механізми передачі

Передача MPX від людини до людини була задокументована з 1970-х років. [21]

Передача від людини до людини може відбуватися:

• Респіраторним шляхом,

• Через дихальні краплі,

• Через контакт із забрудненими поверхнями,

• Через контакт з біологічними рідинами.

MPX - ДНК-вірус, забезпечений оболонкою і білковим ядром. Це надає ортопоксвірусам дивовижну стабільність на рівні навколишнього середовища та помітну стійкість до процедур дезінфекції. МРХ не інактивується під впливом високих/низьких температур і дуже стійкий до зневоднення, а також до УФ-променів. Тому оцінюється, що він може вижити:

• До 96 годин у пневматичній підвісці[22],

• До 56 днів на поверхнях[23].

Вертикальна передача віспи мавп може призвести до інфікування плоду. У серії з 4 вагітних жінок з ДРК, хворих на віспу мавп, у двох були викидні на ранніх термінах і в однієї була втрата плоду в другому триместрі[24]. У мертвонародженого був генералізований шкірний висип, у тканинах плоду, пуповині та плаценті виявлено вірус МРХ. Примітно, що це був більш вірулентний штам 1; вплив штамів 2/3 на плід невідомий. [25]

VI. Патогенез

Середній розмір MPXV коливається від 200 до 250 нм. MPXV реплікується в цитоплазмі інфікованої клітини-хазяїна і має серцевину з бічними тілами, дволанцюгову дезоксирибонуклеїнову кислоту (dsDNA) і ліпопротеїнову оболонку. Мікропіноцитоз, вірусний ендоцитоз і злиття клітинної мембрани сприяють проникненню вірусу через назофарингеальний, орофарингеальний, підшкірний, внутрішньошкірний і внутрішньом'язовий шляхи. Запальний імуноопосередкований фагоцитоз запускається реплікацією MPXV під час інокуляції, що спричиняє поширення MPXV у кров, лімфатичні вузли, мигдалини, кістковий мозок, селезінку та інші органи. Геном і білки MPXV вивільняються в клітини господаря під контролем зрілих віріонів MPXV (MV) і віріонів з оболонкою (EV). Після транскрипції та трансляції мРНК MPXV утворюються внутрішньоклітинні зрілі віріони (IMV) з вірусною ДНК, що кодує вірус. IMV, загорнуті в мембрани, отримані з апарату Гольджі, створюють внутрішньоклітинні віріони з оболонкою (IEV), які зливаються з внутрішньою клітинною мембраною хазяїна, утворюючи клітинно-асоційовані віріони (CEV), перш ніж вивільнитися в позаклітинні області для формування позаклітинних віріонів з оболонкою (EEV).[26]

Широкий спектр ефектів MPXV на імунну систему, від стимуляції до модуляції пам'яті, класифіковано в широких категоріях, а потім докладно описано цей вплив на імунні клітини та молекули, включаючи природні клітини-кілери, макрофаги, нейтрофіли, лімфоцити, цитокіни, інтерферони, хемокіни та комплемент. [27]

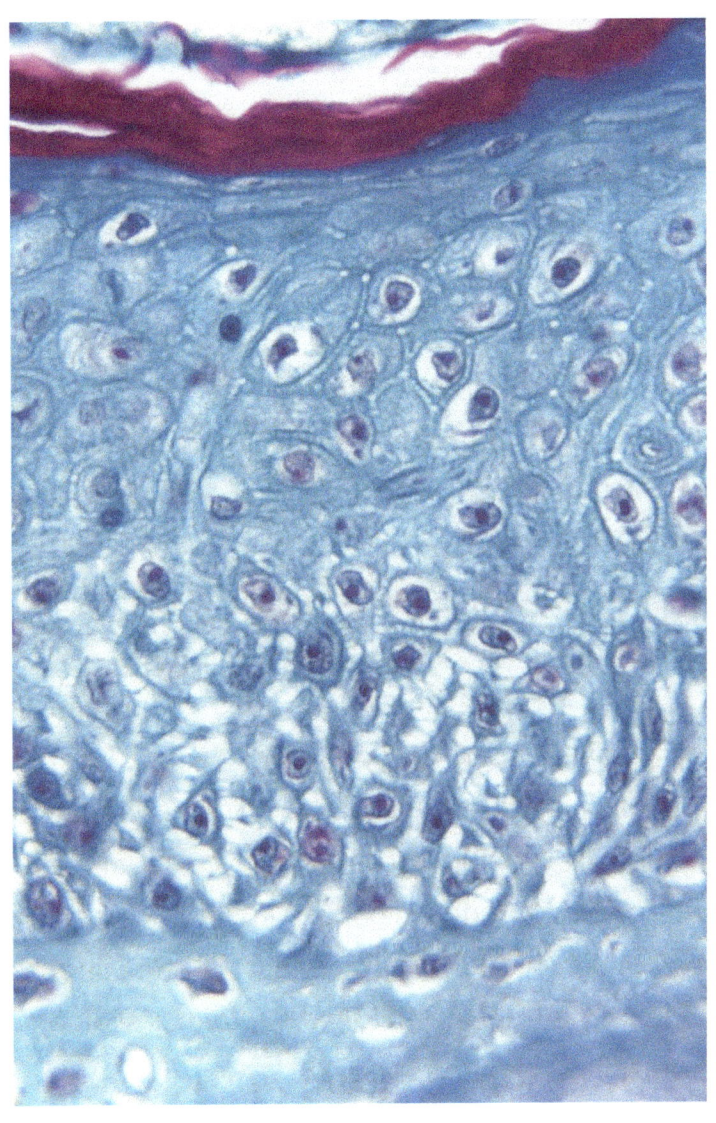

Public Health Image Library (PHIL) 21056. Під збільшенням у 500 разів це зображення ділянки тканини шкіри, зібраної з ураження на шкірі мавпи, яка була інфікована вірусом *трох*. Зразок був отриманий на 2-й день розвитку висипу.

VII. Патологічна анатомія

У людини клінічне прогресування уражень гістологічно відображає балонну дегенерацію базальних кератиноцитів і спонгіоз помірно акантозного епідермісу, що прогресує до повного некрозу виразно акантозного епідермісу, що містить невелику кількість життєздатних кератиноцитів. Присутній ліхеноїдно-змішаний запальний клітинний інфільтрат, який демонструє прогресуючий екзоцитоз із некрозом кератиноцитів. Також спостерігається запалення поверхневих і глибоких судинних сплетень, еккринних одиниць і фолікулів. Вірусна цитопатична дія проявляється багатоядерними синцитіальними кератиноцитами. Імуногістохімічно вірусний антиген виявляється в кератиноцитах ураженого епідермісу, фолікулярного та еккринного епітелію та кількох дермальних мононуклеарних клітинах. Електронна мікроскопія виявляє віріони на різних стадіях збирання в цитоплазмі кератиноцитів. [28]

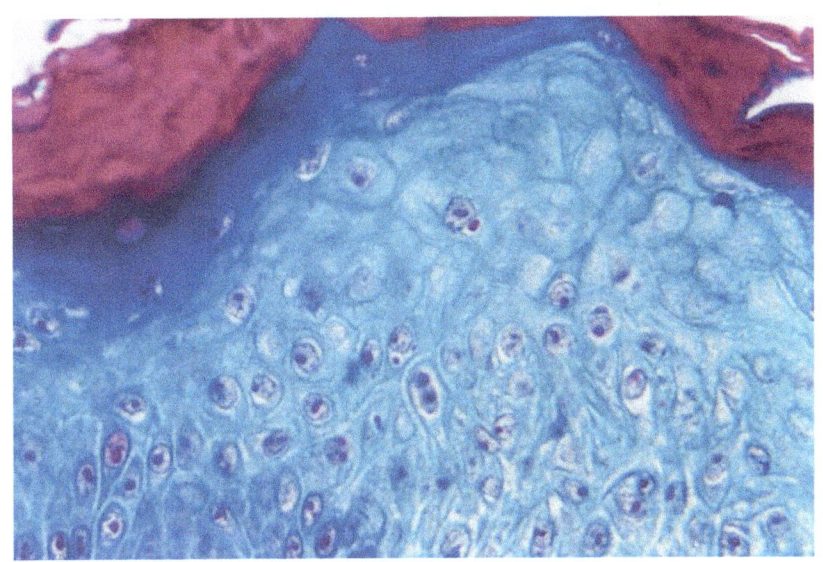

Public Health Image Library (PHIL) 21057: при збільшенні в 500 разів це зображення ділянки тканини шкіри, зібраної з ураження на шкірі мавпи, яка була інфікована вірусом *mpox*. Зразок був отриманий на 2-й день розвитку висипу.

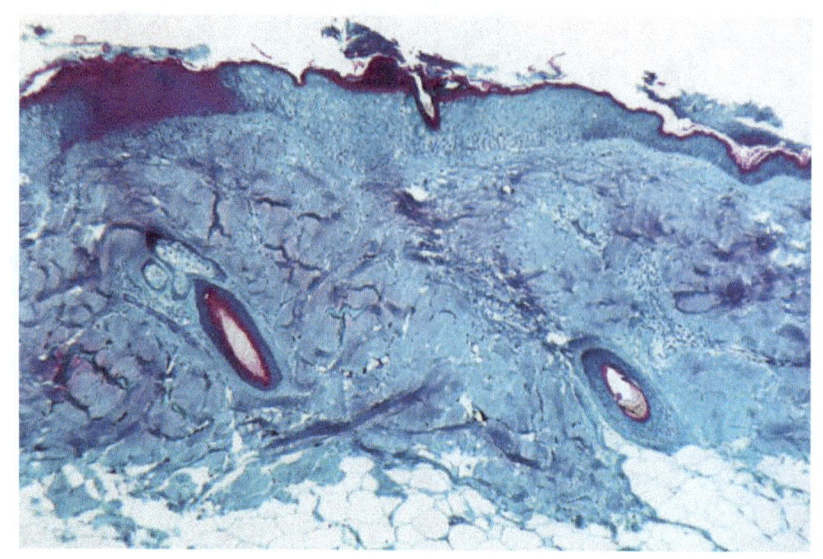

Public Health Image Library (PHIL)21069: при збільшенні в 50 разів це зображення ділянки тканини шкіри, зібраної з ураження на шкірі мавпи, яка була інфікована вірусом mpox. Зразок був отриманий на 2-й день розвитку висипу.

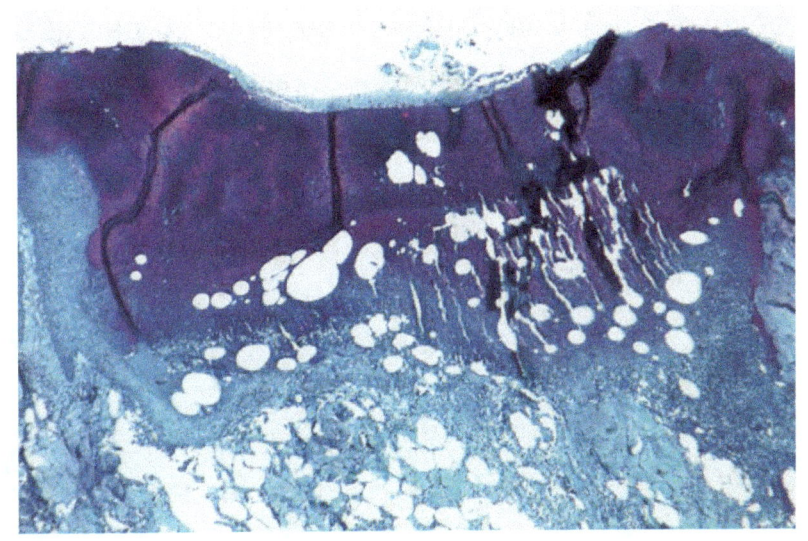

Public Health Image Library (PHIL) 21066: при збільшенні в 50 разів це зображення ділянки тканини шкіри, зібраної з ураження на шкірі мавпи, яка була інфікована вірусом mpox. Зразок був отриманий на 13 день розвитку висипу.

VIII. Клініка

Ознаки та симптоми

MPX викликає клінічний синдром, який практично не відрізняється від віспи. Єдиною відмінністю є лімфаденопатія, яка зазвичай відсутня при віспі. Після (безсимптомного) інкубаційного періоду, протягом якого пацієнт не може передати інфекцію, який може тривати від 3 до 16 днів (5-21 за деякими даними), з'являється ряд продромальних ознак і симптомів. [29]

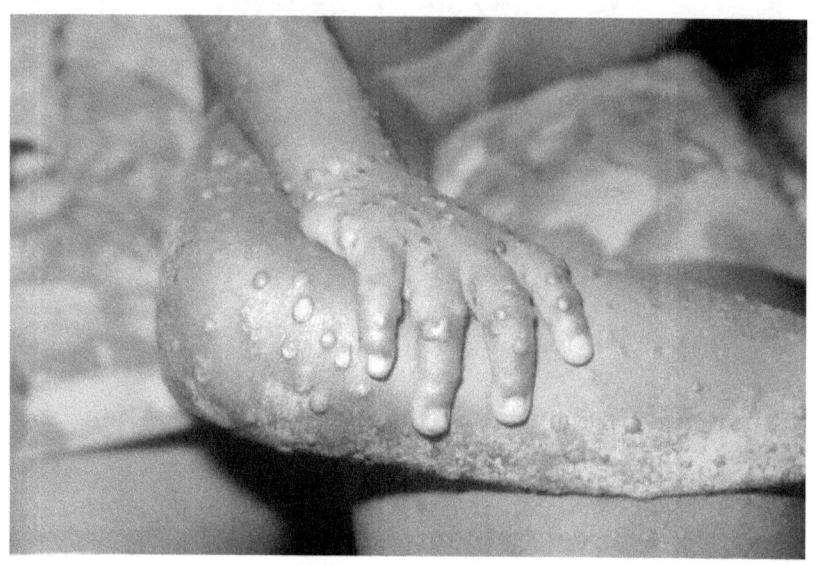

Public Health Image Library (PHIL) 2329: Це зображення 1971 року зображує вид правої руки та ноги 4-річної дівчинки в Бондуа, округ Гранд-Геде, Ліберія, на якому видно численні плямисто-папульозні ураження від віспи, що дає змогу побачити подібність цих уражень до віспи.

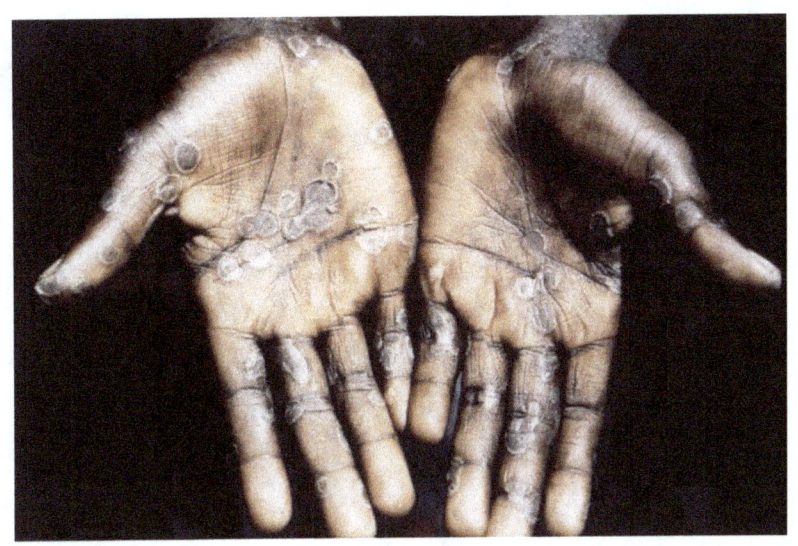

Public Health Image Library (PHIL) 12761: Це зображення 1997 року було зроблено під час розслідування спалаху віспи, який стався в Демократичній Республіці Конго (ДРК), колишній Заїр, і зображує долоні пацієнта з віспою з Лоджі, міста, розташованого в межах Оздоровча зона Катако-Комбе, ДРК. Важливо відзначити, наскільки ця макулопапульозна висипка виглядає схожою на висипання при віспі, також ортопоксвірусі.

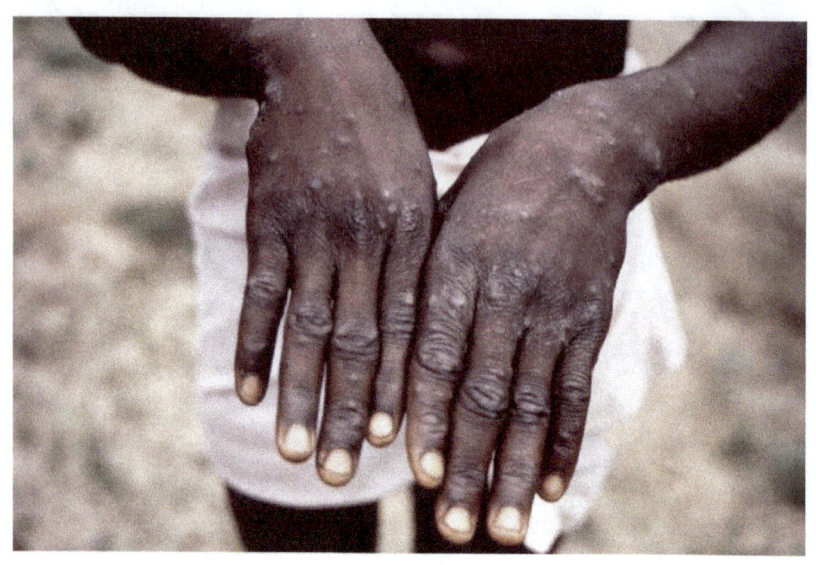

Public Health Image Library (PHIL) 12763: це зображення 1997 року було зроблено під час розслідування спалаху віспи, що стався в Демократичній Республіці Конго (ДРК), колишній Заїр, і зображує дорсальні поверхні рук хворого на віспу, який демонстрував появу характерної висипки на стадії одужання. Навіть на стадії загоєння зверніть увагу на те, наскільки схожим цей висип виглядає в порівнянні з рекуперативним висипом віспи, також ортопоксвірусу.

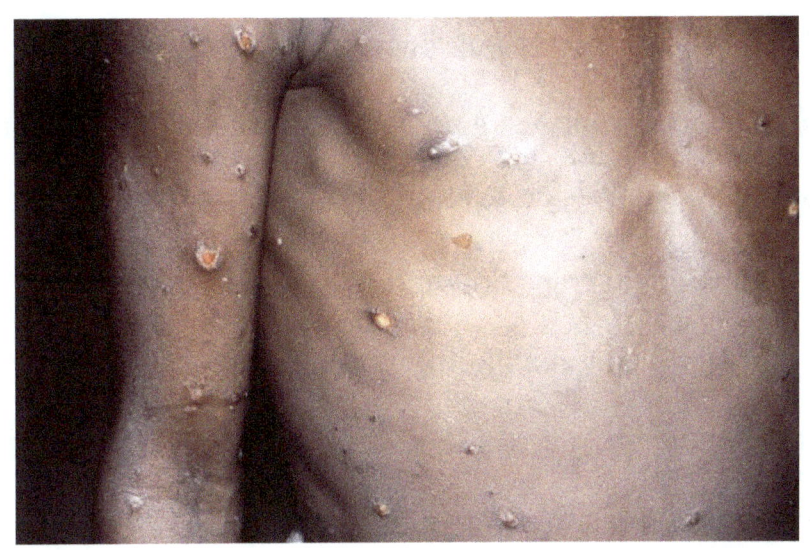

Public Health Image Library (PHIL) 12779: Це зображення 1997 року було зроблено під час розслідування спалаху віспи, який стався в Демократичній Республіці Конго (ДРК), колишній Заїр. Тут зображено праву руку й тулуб пацієнта, на шкірі якого було виявлено низку уражень через те, що був активним випадком *трох*. Ви помітите, як цей висип нагадує віспу.

Після появи висипання мають синхронний еволюційний характер.

Ступінь і вираженість уражень варіюється від людини до людини. Висип завжди залишає рубці.

Висип з'являється на обличчі.

• У більшості випадків починається як шкірний висип

• Можлива поява у вигляді плям

• Далі відбувається поширення на інші ділянки тіла

• Висип має еволюційний характер:

-від висипу до плями

- від макули до папули

- від папули до везикули

- від везикули до пустули

- від пустули до рубцевого ураження.

Побачити більше фото характерного висипу можна за посиланнями (містить емоційний контент): gov.uk/guidance/monkeypox, thelancet.com/pdfs/journals/laninf/PIIS1473-3099(22)00228-6.pdf, phil.cdc.gov/QuickSearch.aspx (у полі пошуку введіть mpox); www.thelancet.com/journals/lancet/article/PIIS0140-6736(22)01436-2/fulltext.

У всіх випадках МРХ були зареєстровані неспецифічні та загальні симптоми: гарячка, головний біль, міалгія, біль у спині, лімфаденопатія, озноб, виснаження та висипання. Після інфікування деякі ймовірні ускладнення були оцінені як бактеріальна суперінфекція в областях ураження, інфекція рогівки, сепсис, дегідратація, бронхопневмонія та респіраторний дистрес. [30]

Поки у пацієнта наявні активні ураження на шкірі, він може передавати вірус (тобто: до загоєння або відшарування кірочок).

Однак, перші доступні звіти свідчать про те, що це один із варіантів представляє специфічні характеристики:

- Менші ураження, більш схожі на початковій фазі на вітряну віспу

- Ураження, зосереджені в області статевих органів у випадках статевого зараження

– Можливо, бувають випадки (на щастя, рідкісні) без травм шкіри [ризик малосимптоматичного носійства). [31]

Пацієнт 1 (якого Рід та ін. у своєму дослідженні називають Пацієнтом 4) спочатку отримав вузликове ураження в місці проколу на зап'ясті після того, як його укусила лугова собака; під час госпіталізації розвинувся генералізований висип шкіри. Його стан був схожий на зоонозну інфекцію, і його початкові симптоми не спровокували використання алгоритму виявлення віспи, навіть незважаючи на те, що у нього був гарячковий продром, а потім віспоподібні висипання на його кінцівках. Після того, як за допомогою електронної мікроскопії було діагностовано попередній випадок віспи мавп, було проведено 2 підтверджувальні дослідження зразків біопсії цього пацієнта. [31]

Фактори ризику

Піддаються високому ризику ускладнень (х 10):

• Нещеплені особи

• Вагітні жінки

• Немовлята / діти

• Люди з імунодепресією.

Схильність до захворювання МРХ

Світ зіткнувся зі спалахом з багатьма невідомими. Фактори, які вказують на популяційний імунітет до роду Orthopoxvirus, необхідно проаналізувати та повідомити про них, щоб запобігти захворюванням, пов'язаним з МРХ, натуральною віспою та вірусом коров'ячої віспи. Вік, стать, історія хвороби, етнічна приналежність, стан вакцинації та можливий вплив ортопоксвірусних інфекцій вказують на сприйнятливість до МРХ.

Перехресний захисний потенціал доступних вакцин проти представників роду Orthopoxvirus відомий. Після ліквідації натуральної віспи в 1980-х роках як вакцинальний статус населення, так і дослідження повільно знизилися. У 2001 році місцевий звіт Santé Publique France (Французький інститут громадської охорони здоров'я) показав, що рівень вакцинації проти віспи серед людей, народжених після 1979 року, становив майже 0%, тоді як серед тих, хто народився до 1966 року, він становив 90%. [32]

Дослідження серопревалентності в різних популяціях Європи, Африки та Південної Америки показує, що всі групи вразливі до ортопоксвірусної інфекції; на відміну від неконтрольованого звичайного поширення ортопоксвірусу в африканських країнах, імунітет населення також низький. [32,33]

Крім того, ко-інфекція MPX у ВІЛ-позитивної особи з імунодепресією викликає серйозні симптоми та вищий рівень смертності. [34]

Вік і статус вакцинації вважаються визначальними факторами сприйнятливості. Під час спалаху 2003 року була оцінена історія MPX у трьох членів сім'ї. Жінка 30 років, її 33-річний чоловік і її шестирічна дочка мали кілька симптомів MPX. У чоловіка, який раніше отримав щеплення проти віспи, спостерігалися легкі симптоми з висипаннями, тоді як у жінки, яка не була вакцинована проти MPX, спостерігалися подібні ознаки. Їхня дитина, яка отримала всі дитячі вакцини, крім вакцини проти вітряної віспи, мала більш серйозні симптоми та була госпіталізована через важкий енцефаліт. [35] Таким чином, при розгляді сприйнятливості слід враховувати ймовірні захисні ефекти вакцинації проти видів Orthopoxvirus і віковий імунітет.

Під час спалаху 2022 року чоловіки, особливо ті, які мали статеві стосунки з іншими чоловіками, були більш сприйнятливими до передачі та мали серйозні симптоми. [36]

Слід зазначити, що відсутність знань про те, як відбувається статева передача у цих людей, також може бути причиною погіршення результату, що робить цих людей сприйнятливими до поширення хвороби.

Зв'язок із можливими тваринними резервуарами та відповідними векторами передачі від людини роблять людей чутливими до МРХ. [37] Тим не менш, інші потенційні фактори сприйнятливості потребують дослідження. Крім того, слід використовувати наукові підходи та методи для з'ясування зв'язку між популяційною генетикою, вірусною геномікою, суспільним імунітетом і сприйнятливістю до захворювань.

Подолання соціальних дистанцій і фізичних бар'єрів через соціальні заходи (наприклад, релігійні зустрічі та спортивні заходи) або природні та антропогенні катастрофи (тобто стихійні лиха та війни) піддають людей впливу інфекційних агентів. Тим часом, світова криза біженців також збільшує швидкість поширення інфекційних агентів. Наприкінці 2021 року 89,3 мільйона людей втекли зі своєї країни, почали шукати безпеки в інших місцях [38], що також спричинило збільшення темпів поширення вірусів, таких як MPXV. [39] Загалом, органи влади повинні запобігти поширенню MPXV шляхом покращення продовольчої допомоги, охорони здоров'я, санітарії, безпеки, маршрутів для кемпінгу та пересування, а також житлових умов.

Нещодавно головною проблемою на Чемпіонаті світу з футболу 2022 року був ризик збільшення темпів поширення COVID-19 і MPX. Самостійно керувати натовпом важко; тим часом, вперше мати справу з таким великим хостингом і кліматом збільшує швидкість поширення інфекційних захворювань. Щоб впоратися з усім цим, потрібен професіоналізм. В іншому випадку, як місцеві жителі Катару, так і люди з усього світу були б у зоні серйозного ризику як MPX, так і інших зоонозних захворювань. [41] Стратегія групування, рекомендована директором ВООЗ [42], і використання досвіду таких країн, як Саудівська Аравія, які можуть справлятися з величезними натовпами людей через щорічні релігійні зібрання, можуть бути корисними для профілактики.

IX. Діагностика

Епідеміологічні дані

1. Підозрюваний випадок.

Особа будь-якого віку, яка має гострий шкірний висип невідомої причини в країні, НЕ ендемічній для МРХ

+ один або більше з наступних ознак або симптомів: головний біль, лихоманка > 38,5°C, лімфаденопатія, міалгія, дорсалгія, астенія

+ виключення інших екзантемних патологій (оперізувальний герпес, кір, простий герпес, бактеріальні інфекції шкіри, дифузна гонококова інфекція, первинний або вторинний сифіліс, гангрена, венерична лімфогранульома, пахова гранульома, контагіозний молюск, алергічна реакція).

2. Ймовірний випадок: Підозрюваний випадок

+ один або більше з наступного:

● Епідеміологічний зв'язок із підтвердженим випадком;

● Остання історія подорожей до ендемічної країни (< 21 дня);

● Кілька або анонімні сексуальні партнери за останній 21 день;

• Позитивний серологічний тест на ортопоксвіруси за відсутності вакцинації проти натуральної віспи (народжені після 1976 року) або іншого відомого контакту з ортопоксвірусами;

• Госпіталізація за умовами, що призвели до визначення підозрілого випадку.

Підтверджений випадок: Підозрюваний випадок або Ймовірний випадок

+ ПОЗИТИВНА ПЛР.

Клінічні дані

Наявність висипу на шкірі.

Результати лабораторних досліджень

Невеликі відмінності на геномному рівні між MPX і VARV призводять до низької надійності доступних на даний момент серологічних методів ELISA, призначених для ідентифікації VARV. Існує модифікований ELISA з експериментальною мішенню BR129, але він не є загальнодоступним. [1,2,3]

Інструментальна діагностика

Діагностичними зразками можуть бути:

- Біопсія шкіри

- Мазки з пошкоджень шкіри

- Мазки з уражень слизової

- Мазок з носоглотки.

Збір матеріалу має здійснюватися так, ніби ми маємо справу з підозрою на SARS-CoV-2, з дотриманням всіх правил.

Диференційна діагностика

Диференційна діагностика виявлених на даний момент випадків проводиться з:

- Вітряна віспа (англ. Chickenpox)

- Varicella zoster

- Імпетиго

- Простий герпес

- Сифіліс

- Петехіальний висипний тиф

- Венерична лімфогранульома

- Контагіозний молюск

• Кір.

Диференційна діагностика в даний час ускладнюється рядом факторів:

1) необізнаність медичних працівників з ураженнями віспи;

2) Низький індекс ризику у медичних працівників;

3) Більша варіабельність характеристик ураження на основі еволюційної фази патології.

X. Ускладнення

У більшості випадків патологія проходить самостійно (ураження розвиваються протягом 2 тижнів). Тим не менш, можливі наступні ускладнення:

• Бактеріальні суперінфекції

• Кон'юнктивіт / кератит

• Пневмонія

• Енцефаліт.

За даними одного дослідження, половина всіх бактеріальних мазків із горла у хворих на мавпячу віспу виявила мікроорганізми, сумісні з клінічним фарингітом або тонзилітом. Нетоксигенну Corynebacterium diphtheriae (C diphtheriae) було виділено з одного зразка мазка із зіва у пацієнта з клінічним тонзилітом. Один епізод бактеріємії (кишкова паличка) був виявлений серед 49 осіб, у яких було проведено посів зразків крові. Застосування антибіотиків було високим у досліджуваній популяції: 76% (119 із 156) отримували будь-які антибіотики під час госпіталізації та 51% (79 із 156) отримували внутрішньовенні антибіотики, більшість із яких продовжували більше 48 годин. Особи з клінічними діагнозами вторинних бактеріальних інфекцій частіше мали лімфаденопатію, документально підтверджену лихоманку при надходженні. Однак, тривалість госпіталізації та результати звичайних аналізів крові істотно не відрізнялися між особами з вторинною бактеріальною інфекцією або без неї. Один пацієнт був госпіталізований у відділення інтенсивної терапії для моніторингу протягом періоду дослідження, а один пацієнт із наявною термінальною стадією ниркової недостатності отримував замісну ниркову терапію. Двом особам під час госпіталізації було діагностовано MPXV-асоційований енцефаліт, у спинномозковій рідині за допомогою ПЛР було виявлено ортопоксну ДНК; в одного з цих двох пацієнтів також розвинувся поперечний мієліт, і обидва відновилися до свого клінічного стану до госпіталізації. П'ять осіб мали офтальмологічні ускладнення від трох, у тому числі четверо з кон'юнктивітом, двоє з яких мали периорбітальний целюліт. Десять (6%) із 156 осіб потребували хірургічного втручання через ускладнення, пов'язані з інфекцією MPXV. [40]

XI. Лікування

Хоча противірусна ефективність проти MPX доступних препаратів невідома, вони були схвалені на тваринах проти натуральної віспи та використовувалися на людях. Противірусні препарати використовуються лише у важких випадках, наприклад, у пацієнтів із ослабленим імунітетом, у педіатрії, вагітних і годуючих грудьми жінок, а також пацієнтів із ураженнями біля рота, очей і статевих органів. Тековірімат (Tecovirimat, ТРОХХ або ST-246), бринцидофовір і цидофовір є схваленими противірусними засобами проти віспи. [43]

Терапевтичну дію антиортопоксвірусної сполуки ST-246 (інгібітор вірусної оболонки VP37) оцінювали на моделях тварин, лугових собачок як збудників інфекції. ST-246 застосовували інтраназально інфікованим собакам протягом 14 днів, починаючи з нульового-третього дня інтраназального зараження та після появи висипу. Собаки, які отримували лікування до появи симптомів, були безсимптомними, тоді як група після висипу хворіла, але одужала.[44]

В іншому дослідженні, застосованому до моделей приматів, що не були людьми, інфікованих натуральною віспою і MPXV, було встановлено, що ST-246 є безпечним, ефективним і профілактичним до і після контакту з вірусним агентом. ST-246 є захисним при тяжкості захворювання та смерті та може використовуватися для профілактичних або терапевтичних функцій.[45]

Ці дослідження показали, що терапевтичні дози ST-246 для людини ефективні на різних стадіях хвороби.[46]

Бринцидофовір (Brincidofivir) і цидофовір діють як інгібітори вірусної ДНК-полімерази і є аналогами один одного. Через можливу токсичність для кількох внутрішніх органів їх протокол використання також відповідає EUA або IND. У той час, як MPX ефективність цидофовіру була встановлена в тестах на тваринах, активність бринцидофовіру була показана лише для інфекцій, спричинених родом Orthopoxvirus [43].

VIG (імуноглобулін коров'ячої віспи) — це гіперімунні глобуліни, схвалені FDA для зменшення побічних ефектів вакцинації живим вірусом осповакцини (наприклад, ACAM2000).[43]

Ефективність VIG проти віспи та MPX не доведена. Таким чином, його слід використовувати за протоколом IND. Гіперімунна плазма, зібрана в осіб, вакцинованих живим вірусом осповакцини, містить захисні антитіла. Крім того, у плазмі виявлено несуттєві антитіла до вірусу осповакцини з невідомими функціями захисного імунітету.[47]

Приготування добре відомих сумішей моноклональних і поліклональних антитіл, які специфічно розпізнають епітопи вірусу осповакцини, можна вважати безпечнішою альтернативою.

XII. Прогноз

У більшості випадків патологія проходить самостійно (висип розвивається протягом 2 тижнів). Тим не менш, можливі ускладнення: бактеріальні суперінфекції, кон'юнктивіт / кератит, пневмонія, енцефаліт.

Вакцинація проти віспи зменшує, але не скасовує ризик інфікування. І це, здається, погано захищає від тяжкості клінічного синдрому. [48,49]

XIII. Профілактика

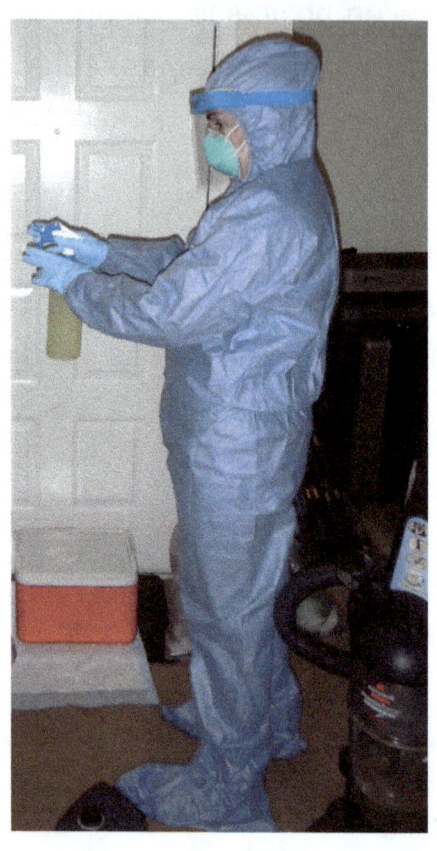

Public Health Image Library (PHIL) 27479: на цій фотографії зображено офіцера Служби епідемічної розвідки (EIS), Флоренс Вайтхілл, яка дезінфікує рукавички після збору зразків навколишнього середовища в будинку пацієнта, інфікованого вірусом mpox, у Далласі, штат Техас, у липні 2021 року.

Профілактичні заходи

Кожен випадок має вважатися спалахом і відповідним чином керуватися [50]:

- Негайна звітність перед обласною владою

- Негайна звітність державним органом влади.

Звіт повинен містити:

- Дата та місце звіту;

- ПІБ, вік, стать та місце проживання пацієнта;

- Дата появи перших симптомів;

- Остання історія подорожей і «будь-яка корисна інформація для діяльності з відстеження контактів»;

- Посилання на вплив ймовірного або підтвердженого випадку;

- Відстеження тісних контактів та їх визначення (за необхідності);

- Статус щеплення проти віспи;

- Наявність шкірного висипу;

- Наявність інших клінічних ознак або симптомів;

- Дата підтвердження або виключення;

- Режим підтвердження;

- Геномна характеристика (за наявності);

- Інші клінічні ознаки, не включені у визначення випадку, якщо це доречно;

- Дата госпіталізації та конкретні довідки.

Для Італії, звіт необхідно надіслати у Департамент охорони здоров'я, відповідальний за міжрегіональні поїздки в регіоні/Автономній провінції.

Комбінація стандартних, контактних і крапельних запобіжних заходів повинна застосовуватися в усіх медичних установах, якщо у пацієнта є лихоманка та везикулярний/пустульозний висип.

Через теоретичний ризик передачі вірусу віспи мавп повітряно-крапельним шляхом слід застосовувати запобіжні заходи по передачі повітряно-крапельним шляхом, коли це можливо.

Якщо у пацієнта, який звертається до лікарні чи іншого медичного закладу, є підозра на віспу мавп, слід негайно повідомити про це персонал служби інфекційного контролю.

Якнайшвидше ізолюйте пацієнтів із підозрою на віспу мавп у кімнаті з негативним атмосферним тиском. Якщо кімната з негативним тиском повітря недоступна, помістіть пацієнтів у приватну оглядову кімнату. Якщо жоден варіант неможливий, слід вжити заходів, щоб мінімізувати вплив на оточуючих людей.

Ці запобіжні заходи можуть включати одягання хірургічної маски пацієнту, якщо це сприйнятливо для пацієнта, і покриття будь-яких відкритих уражень шкіри пацієнта простирадлом або халатом.

Оптимальні засоби індивідуального захисту включають:

•Використання одноразового халата та рукавичок для контакту з пацієнтом.

•Використання фільтруючого одноразового респіратора N95 (або аналогічного), сертифікованого NIOSH, який пройшов перевірку на придатність для медичного працівника, який його використовує, особливо для тривалого контакту в умовах стаціонару.

• Використовуйте засоби захисту очей (наприклад, щитки для обличчя або окуляри), як рекомендовано відповідно до стандартних запобіжних заходів, якщо медичні процедури можуть призвести до бризок або розбризкування рідин організму пацієнта.

Вірогідність передачі МРХ при носінні медичним персоналом відповідних засобів індивідуального захисту (одноразовий халат, одноразові рукавички, одноразові бахіли чи чоботи, захист органів дихання (респіратор Filtering Face Piece (FFP2) і захист очей від бризок (окуляри або козирок) є дуже низькими, що призводить до загального низького ризику.

Ризик для медпрацівників із незахищеним тісним контактом із випадками МРХ (наприклад, контакт обличчям до обличчя протягом тривалого часу, контакт із відкритими ураженнями без рукавичок, інтубації чи іншої інвазивної медичної процедури) оцінюється як помірний, еквівалентний близькому контакту.

Незахищене професійне опромінення в лабораторії, зокрема, пов'язане з розливом або аерозолізацією з оголенням слизової оболонки, несе високу ймовірність інфікування та помірний ризик захворювання (через прямий вплив потенційно значної кількості вірусу на слизові оболонки). Ризик для незахищеного персоналу лабораторії оцінюється як високий.

Що робити з тваринами

• Доведено здатність вірусу переходити від людини до тварини та від тварини до людини;

• На даний момент немає елементів ризику для звичайних домашніх тварин;

• Однак, необхідно звернути особливу увагу на ризик розповсюдження за присутності Гризунів та інших приматів. Незрозуміло, чи може вірус також заразити кроликів.

Поради щодо дезінфекції поверхонь (рекомендації МОЗ Італії):

• Уникайте утворення пилу;

• Уникайте будь-яких дій, які спричиняють утворення аерозолів;

• Перший прохід зі звичайними миючими засобами;

• Другий етап - з гіпохлоритом натрію NaClO 0,1% (оскільки побутовий відбілювач має початкову концентрацію 5%, розвести 1:50);

• Очистіть усі крани та поверхні ванної кімнати, з якими контактував пацієнт;

• Використовуйте одноразовий інвентар для чищення, інакше його доведеться викинути після чищення.

Рекомендовані CDC засоби для обробки поверхонь: Ethyl alcohol 40%, Isopropyl alcohol 30%, Benzalkonium chloride 100ppm (parts per million), Ortho-phenylphenol 0,12%, Iodophor 75ppm.

Оскільки МРХ дуже стійкий до високих температур, у разі підозрілого або ймовірного зараження одяг необхідно прати при циклах 60°С, нижчі температури НЕ інактивують вірус.

Вакцинація

Оскільки ортопоксвіруси мають перехресну реакцію, ті, хто був щеплений проти натуральної віспи (народжені до 1977 року), також мають певний захист від МРХ.

• Ефективність вакцинації проти віспи оцінюється в 85%.

• Однак, титр антитіл проти віспи поступово знижується, що вимагає десятирічної ревакцинації, яка ніколи не проводилася після ліквідації віспи.

• Тому оптимістично вважати, що більшість дорослого населення Італії ефективно захищена.

VARV має R0 від 4 до 6. MPX має R0 від 2 до 4. Вакцинація проти віспи з ефективністю 85% знижує R0 MPX до 0,95, запобігаючи передачі епідемії. Однак, коли покриття антитілами падає нижче 50%, поширення MPX більше не блокується. [51]

Як проходила вакцинація раніше

• Щеплення від віспи було дуже трудомістким, оскільки не проводилося ін'єкційним способом.

• Вакцину вводили одноразовою спеціальною голкою («ланцетом»), яка інокулює декілька доз вірусу під шкіру, спричиняючи невелике садно.

• Якщо вакцинація пройшла успішно, протягом 3-4 днів утвориться маленька червона запалена ранка, яка перетвориться на пухир, наповниться гноєм і почне висихати.

• На третій тиждень після щеплення струп підсихає і відпадає, залишаючи рубець.

• Вакцина містила живий вірус (не VARV, а вірус коров'ячої віспи), який може передаватися від вакцинованої особи до неї чи її невакцинованих близьких контактів. Ризик побічних ефектів при тісних контактах такий самий, як і у щеплених.

Як проводиться вакцинація сьогодні:

• Вакцину Імванекс вводять шляхом підшкірної ін'єкції, бажано на плечі.

• У людей, які раніше не були щеплені проти віспи, слід використовувати дві дози по 0,5 мл.

• Другу дозу слід ввести принаймні через 28 днів після першої. [52]

Ліцензовані вакцини

Вакцина MVA-BN була схвалена у 2013 році для профілактики віспи в Канаді та Європейському Союзі (ЄС) у осіб віком від 18 років. У 2019 році MVA-BN було схвалено для профілактики віспи та мавпячої віспи у дорослих у Сполучених Штатах. У тому ж році Канада поширила показання MVA-BN до mpox. 22 липня 2022 року ЄС схвалив показання MVA-BN для профілактики mpox у дорослих. MVA-BN не має ліцензії для осіб віком до 18 років. Однак, у 2022 році Сполучені Штати надали екстрений дозвіл на застосування MVA-BN особами віком до 18 років. У Японії LC16m8 було ліцензовано в 1975 році для натуральної віспи без вікових обмежень, а показання було розширено для профілактики mpox у серпні 2022 року [54].

ACAM2000 схвалено FDA для імунізації проти натуральної віспи та вона доступна для використання проти mpox відповідно до протоколу розширеного доступу щодо нових ліків. [54]

За словами виробника, MVA-BN вводять у вигляді 2-дозової підшкірної ін'єкції — 0,5 мл дози, що містить 1x108 PFU (бляшкоутворюючих одиниць) — з інтервалом у 4 тижні.[54] Під час глобального спалаху мавпячої віспи MVA-BN також вводили внутрішньошкірно (доза 0,1 мл) у кількох юрисдикціях як варіант, що економить дозу. Систематичний огляд[55] оцінив ефективність вакцини (VE) для однієї підшкірно введеної дози MVA-BN у 76%. Подібним чином, VE 2 доз було оцінено у 82%. Отримані дані показують, що MVA-BN викликає в учасників сильну відповідь специфічних антитіл до ортопоксвірусу, яка досягає піку приблизно через 2 тижні після введення другої дози, і що загальні титри специфічних до ортопоксвірусу IgG і титри нейтралізуючих антитіл знижуються від свого піку та повертаються близько до вихідного рівня близько біля 2-річної позначки.[56]

XIV. Післямова

Чого слід очікувати?

Негативні сторони:

• Патоген з високою здатністю до дифузії;

• Більшість населення має слабкий або зовсім відсутній захист антитілами;

• Вплив інфекції на здорову, але в середньому літню популяцію невідомий.

Позитивні сторони:

• Вакцина вже існує і вона ефективна (MVA-BN);

• Вакцини проти віспи були вдосконалені навіть після того, як віспу було ліквідовано через побоювання, що збудник буде використаний як бактеріологічна зброя;

• Виробничі лінії також були розроблені для швидкого апскейлінгу.

MPX не нова: африканські країни стикаються з MPX протягом тривалого часу, із звичайними спалахами в окремих регіонах. Незважаючи на те, що потенціал його розповсюдження в усьому світі низький, деякі регіони мають обмеження щодо контролю розмноження, профілактики та вакцинації. Однак, слід зазначити, що в глобалізованому світі завжди існує можливість несподіваного спалаху. Швидкість поширення MPX прямо корелює з залежними від патогенності генетичними різновидами, механізмом передачі, способом життя популяції, збільшенням життєздатної популяції хазяїв, а також змінами в їхньому середовищі існування та профілі вакцинації людей. Крім того, інші невідомі змінні також впливають на швидкість розповсюдження. Обмеження на кордоні, розробка швидких і точних діагностичних тестів і регулярний скринінг груп ризику можуть запобігти ротації MPXV. Визначення ознак і симптомів захворювання також корисно для розрізнення ознак супутньої інфекції. Діагностичні дані, накопичені в легкодоступних програмах, можна використовувати для раннього виявлення та запобігання захворюванням. І все ж найкращий спосіб захисту — це дотримання правил особистої гігієни, уникання торкання вживаних предметів і відходів тваринного походження. Нові ліки та вакцини знизили рівень захворювань. Однак, ми повинні усвідомлювати, що ці хвороби все ще існують у нашому житті, і наші рішення формуватимуть майбутнє та покажуть, чи зробили ми достатньо проти спалахів. [53]

Бібліографія

1. Chen et al. Virology 2006;340:46-63.

2. Weaver et al. Immunol Rev 2008;225:96-113.

3. Shchelkunov et al. Virology 2002;297:172-194.

4. Maximum clade credibility tree for the highly conserved central genome region of the orthopoxviruses. Babkin et al. Viruses 2022;14:388.

5. Z. Jezek, M. Szczeniowski, K.M. Paluku, M. Mutombo. Human monkeypox: clinical features of 282 patients. J Infect Dis, 156 (2) (1987), pp. 293-298, 10.1093/infdis/156.2.293. PMID: 3036967.

6. https://worldhealthorg.shinyapps.io/mpx_global. Дата: 3 серпня 2022 р. Дата звернення: 6 серпня 2022 р.

7. https://virological.org/t/first-draft-genome-sequence-of-monkeypox-virus-associated-with-the-suspected-multi-country-outbreak-may-2022-confirmed-case-in-portugal/799.

8. ECDC https://monkeypoxreport.ecdc.europa.eu (дата звернення: 1.09.24).

9. WHO - WHO Director-General declares mpox outbreak a public health emergency of international concern. https://www.who.int/news/item/14-08-2024-who-director-general-declares-mpox-outbreak-a-public-health-emergency-of-international-concern.

10. von Magnus et al. Acta Pathologica Microbiologica Scandinavia, 1959, 46: 146 176.

11. Reed KD. N Engl J Med. 2004 Jan 22; 350(4):342-50.

12. International Committee on Taxonomy of Viruses, https://ictv.global/taxonomy; 2022 [accessed 8 August 2022].

13. A.M. Likos, S.A. Sammons, V.A. Olson, A.M. Frace, Y. Li, M. Olsen-Rasmussen, et al. A tale of two clades: monkeypox viruses. J Gen Virol, 86 (2005), pp. 2661-2672.

14. N. Chen, G. Li, M.K. Liszewski, J.P. Atkinson, P.B. Jahrling, Z. Feng, et al. Virulence differences between monkeypox virus isolates from West Africa and the Congo Basin Virology, 340 (2005), pp. 46-63.

15. C.L. Hutson, J.A. Abel, D.S. Carroll, V.A. Olson, Z.H. Braden, et al. Comparison of West African and Congo Basin Monkeypox Viruses in BALB/c and C57BL/6 Mice.

PLOS ONE, 5 (1) (2010), Article e8912, 10.1371/journal.pone.0008912.

16. A.M. McCollum, I.K. Damon. Human monkeypox. Clin Infect Dis, 58 (2) (2014), pp. 260-267.

17. The World Health Organization (WHO). 2022 Mpox Outbreak: Global Trends. 2023. https://worldhealthorg.shinyapps.io/mpx_global/ [accessed 19 January 2023].

18. R. Sah, A. Abdelaal, A. Reda, B.E. Katamesh, E. Manirambona, H. Abdelmonem, et al. Monkeypox and its possible sexual transmission: where are we now with its evidence? Pathogens, 11 (8) (2022), p. 924.

19. J. Kaler, A. Hussain, G. Flores, S. Kheiri, D. Desrosiers. Monkeypox: a comprehensive review of transmission, pathogenesis, and manifestation. Cureus, 14 (7) (2022).

20. J.P. Thornhill, S. Barkati, S. Walmsley, J. Rockstroh, A. Antinori, L.B. Harrison, et al. Monkeypox virus infection in humans across 16 countries—April–June 2022. New Eng J Med, 387 (8) (2022), pp. 679-691.

21. Petersen et al., Infect Dis Clin N Am 2019; 33 : 1027 1043.

22. Verreault D та ін. J Virol Methods, 2013; 187:333 337.

23. Wood et al. Lett Appl Microbiol 2013;57:399 404.

24. Mbala PK, Huggins JW, Riu-Rovira T, et al. Maternal and fetal outcomes among pregnant women with human monkeypox infection in the Democratic Republic of Congo. J Infect Dis. 2017;216:824–8.

25. Singhal T, Kabra SK, Lodha R. Monkeypox: A Review. Indian J Pediatr. 2022 Oct;89(10):955-960. doi: 10.1007/s12098-022-04348-0. Epub 2022 Aug 10. PMID: 35947269; PMCID: PMC9363855.

26. Paharia T., Paharia P.T. Insights into the biology of the monkeypox virus. News-Medical. 2022. https://www.news-medical.net/news/20220823/Insights-into-the-biology-of-the-monkeypox-virus.aspx. [accessed 19 January 2023].

27. Saghazadeh A, Rezaei N. Insights on Mpox virus infection immunopathogenesis. Rev Med Virol. 2023 Mar;33(2):e2426. doi: 10.1002/rmv.2426. Epub 2023 Feb 3. PMID: 36738134.

28. Bayer-Garner IB. Monkeypox virus: histologic, immunohistochemical and electron-microscopic

findings. J Cutan Pathol. 2005 Jan;32(1):28-34. doi: 10.1111/j.0303-6987.2005.00254.x. PMID: 15660652.

29. Whitehouse et al. Journal of Infectious Diseases 2021;223:1870 1878.

30. J. Kaler, A. Hussain, G. Flores, S. Kheiri, D. Desrosiers. Monkeypox: a comprehensive review of transmission, pathogenesis, and manifestation. Cureus, 14 (7) (2022).

31. Lewis et al. N Engl J Med 2007;356:2112 2114.

32. L. Luciani, N. Lapidus, A. Amroun, A. Falchi, C. Souksakhone, M. Mayxay, et al. Susceptibility to monkeypox virus infection: seroprevalence of orthopoxvirus in 4 population samples; France, Bolivia Laos Mali medRxiv (2022), 10.1101/2022.07.15.2227766.

33. U.S. Food and Drug Administration (FDA). Biologics License Application (BLA) for Lynneos vaccine. 2019. https://www.fda.gov/media/131079/download. [accessed 16 September 2022].

34. A.K. Eltvedt, M. Christiansen, A. Poulsen. A case report of monkeypox in a 4-year-old boy from the DR Congo: challenges of diagnosis and management. Case

Rep Pediatr (2020), p. 8572596, 10.1155/2020/8572596.

35. J.J. Sejvar, Y. Chowdary, M. Schomogyi, J. Stevens, J. Patel, K. Karem, et al. Human monkeypox infection: a family cluster in the Midwestern United States. 190 (2004), pp. 1833-1840.

36. A. Patel, J. Bilinska, J.C.H. Tam, D.D.S. Fontoura, C.Y. Mason, A. Daunt, et al. Clinical features and novel presentations of human monkeypox in a central London centre during the 2022 outbreak: descriptive case series. BMJ, 378 (2022), Article e072410.

37. M.G. Reynolds, D.S. Carroll, K.L. Karem. Factors affecting the likelihood of monkeypox's emergence and spread in the post-smallpox era. Curr Opin Virol, 2 (2012), pp. 335-343.

38. The United Nations Refugee Agency (UNHCR). Refugee's Global report. 2022. https://www.unhcr.org/uk/figures-at-a-glance.html. [accessed 19 January 2023].

39. L. Pipito, P.D. Carlo, A. Cascio. Pustular lesions and itching in a couple of young migrants. Travel Med Infect Dis, 50 (2022), Article 102462.

40. Fink DL, Callaby H, Luintel A, Beynon W, Bond H, Lim EY, Gkrania-Klotsas E, Heskin J, Bracchi M, Rathish B, Milligan I, O'Hara G, Rimmer S, Peters JR, Payne L, Mody N, Hodgson B, Lewthwaite P, Lester R, Woolley SD, Sturdy A, Whittington A, Johnson L, Jacobs N, Quartey J, Ai Payne B, Crowe S, Elliott IA, Harrison T, Cole J, Beard K, Cusack TP, Jones I, Banerjee R, Rampling T; Specialist and High Consequence Infectious Diseases Centres Network for Monkeypox; Dunning J. Clinical features and management of individuals admitted to hospital with monkeypox and associated complications across the UK: a retrospective cohort study. Lancet Infect Dis. 2023 May;23(5):589-597. doi: 10.1016/S1473-3099(22)00806-4. Epub 2022 Dec 22. Erratum in: Lancet Infect Dis. 2023 Apr;23(4):e121. doi: 10.1016/S1473-3099(23)00111-1. PMID: 36566771.

41. D. Subedi, S. Pantha, D. Chandran, M. Bhandari, K.P. Acharya, K. Dhama. FIFA World Cup 2022 and the Risk of Emergence of Zoonotic Diseases. J Pure Appl Microbiol, 16 (4) (2022), pp. 2246-2258, 10.22207/JPAM.16.4.47.

42. R.A. Farahat, M.O. Setti, A.Y. Benmelouka, I. Ali, T.P. Umar, et al. Monkeypox emergence and hosting a safe FIFA World Cup 2022 in Qatar: Challenges and

recommendations. Int J Surg, 106 (2022), Article 106935.

43. John G. Rizk, Giuseppe Lippi, Brandon M. Henry, Donald N. Forthal, Youssef Rizk. Prevention and treatment of monkeypox. Drugs, 82 (2022), pp. 957-963, 10.1007/s40265-022-01742-y.

44. S.S. Smith, J. Self, S. Weiss, D. Carroll, Z. Braden, R.L. Regnery, W. Davidson, et al. Effective antiviral treatment of systemic orthopoxvirus disease: ST-246 treatment of prairie dogs infected with monkeypox virus. J Virol, 85 (17) (2011), pp. 9176-9187.

45. J. Huggins, A. Goff, L. Hensley, E. Mucker, J. Shamblin, C. Wlazlowski, et al. Nonhuman primates are protected from smallpox virus or monkeypox virus challenges by the antiviral drug ST-246. Antimicrob Agents Chemother, 53 (6) (2009), pp. 2620-2625.

46. Jordan Robert, Goff Arthur, Frimm Annie, L.Corrado Michael, E.Hensley Lisa, M.Byrd Chelsea, Mucker Eric, Shamblin Josh, C.Bolken Tove', Wlazlowski Carly, Johnson Wendy, Chapman Jennifer, Twenhafel Nancy, Tyavanagimatt Shanthakumar, Amantana Adams, Chinsangaram Jarasvech, Dennis E. Hruby, Huggins John. ST-246 antiviral efficacy in a nonhuman primate monkeypox model: determination of the minimal

effective dose and human dose justification (May) Antimicrobial agents chemotherapy, Vol. 53 (No. 5) (2009), pp. 1817-1822, 10.1128/AAC.01596-08.

47. J.W. Golden, M. Zaitseva, S. Kapnick, R.W. Fisher, M.G. Mikolajczyk, J. Ballantyne, et al. Polyclonal antibody cocktails generated using DNA vaccine technology protect in murine models of orthopoxvirus disease. Virol J, 8 (2011), p. 441, 10.1186/1743-422X-8-441.

48. Bunge et al. Plos Negl Trop Dis 2022; 16: e00110141.

49. Whitehead et al. JID 2021;223:1870 1878.

50. Ministero della Sanità - 25 maggio 2022 - 0026837-25/05/2022-DGPRE. [accessed 1 September 2024]

51. Grant et al Bull World Health Organ 2020;98:638 640.

52. https://www.ema.europa.eu/en/documents/overview/imvanex-epar-medicine-overview_it.pdf.

53. Karagoz A, Tombuloglu H, Alsaeed M, Tombuloglu G, AlRubaish AA, Mahmoud A, Smajlović S, Ćordić S, Rabaan AA, Alsuhaimi E. Monkeypox (mpox) virus:

Classification, origin, transmission, genome organization, antiviral drugs, and molecular diagnosis. J Infect Public Health. 2023 Apr;16(4):531-541. doi: 10.1016/j.jiph.2023.02.003. Epub 2023 Feb 9. PMID: 36801633; PMCID: PMC9908738.

54. WHO - Weekly epidemiological record. Smallpox and mpox (orthopoxviruses) vaccine position paper. 23 AUGUST 2024, 99th YEAR. No 34, 2024, 99, 429–456. http://www.who.int/wer. Accessed 16.09.24.

55. Pischel L et al. Vaccine effectiveness of 3rd generation mpox vaccines against mpox and disease severity: a systematic review and meta-analysis. Vaccine. 2024. doi:10.1016/j.vaccine.2024.06.021.

56. Priyamvada L et al. Serological responses to the MVA-based JYNNEOS monkeypox vaccine in a cohort of participants from the Democratic Republic of Congo. Vaccine. 2022;40:7321–7.

www.ingramcontent.com/pod-product-compliance
Lightning Source LLC
Chambersburg PA
CBHW070211230526
45471CB00002B/918